AF463482

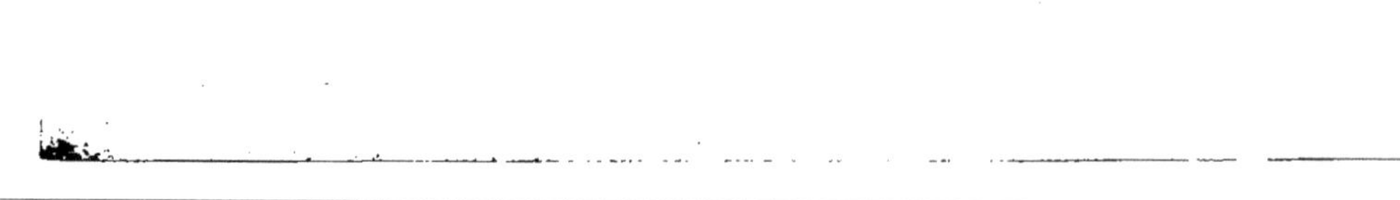

PHYSIOLOGIE DU NEZ.

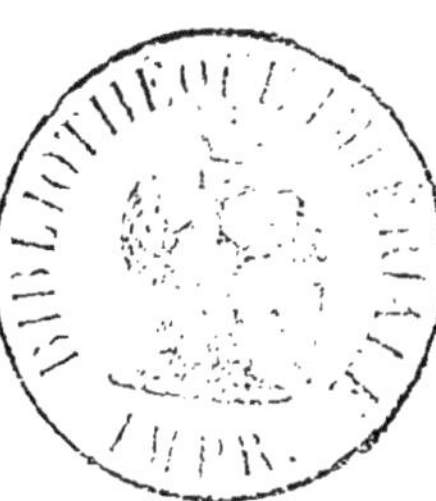

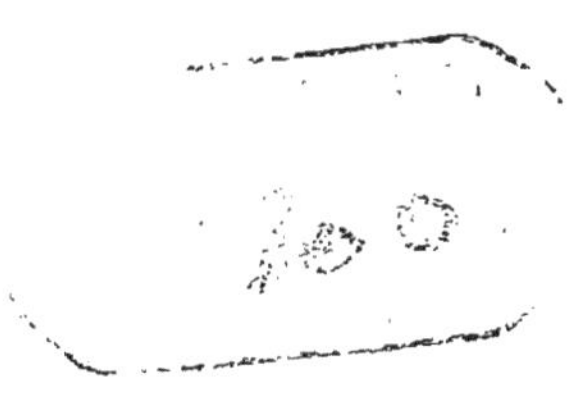

Société Philotechnique. — Annuaire de 1853.

Ma foi! m'écriai-je, le sort en est jeté; j'en passerai par là. — Par où, me dira-t-on? — Vous allez le savoir.

Dans une de ces soirées ou quelques-uns d'entre nous soumettent le fruit de leurs études scientifiques ou littéraires au jugement de leurs confrères, je ne sais par quelle fâcheuse inspiration, j'avais, à plusieurs reprises, critiqué de légères imperfections dans plusieurs morceaux charmans de poésie, dont il eût été plus juste et plus profitable pour moi de remarquer les beautés. C'était au mois de décembre dernier. Vers la fin de la séance, notre excellent et très cher Président, stimulant le zèle des retardataires, m'interpela pour m'inviter à faire, à mon tour, quelque communication. Sa bienveillance était parfaite; mais elle s'adressait à moi dans un moment où, réfléchissant à mes critiques trop sévères, je me reprochais d'avoir joué ce jour-là le rôle du perroquet de Florian au milieu des oiseaux harmonieux dont il ne saurait parler le langage. Il me sembla donc que j'entendais retentir à mes oreilles ces paroles trop méritées :

> . . . . Mais parlez donc, beau Sire !
> Vous qui sifflez si bien, faites qu'on vous admire.

Le seul moyen d'expier mes torts était de m'exposer aux critiques de mes confrères, sans avoir, hélas ! de droits à leur indulgence. M'exposer était bien le mot ! car ne trouvant, dans la matière ordinaire de mes études, aucun sujet de nature à les intéresser suffisamment, je me vis réduit à la nécessité de m'en rapporter, sur le choix, au jugement de Dieu, non par les épreuves du feu, du fer ou de la croix, mais par l'ouverture d'un livre : *per librorum aperturam.* Prenant donc mon couteau de bois de la main droite et mon dictionnaire de la main gauche, j'insinuai l'extrémité du premier entre les feuillets du second, et lorsque j'ouvris le volume, la pointe du couteau se trouvait sur le mot : NEZ. — C'est alors que m'échappa l'exclamation dont je vous ai fait confidence.

Le nez ! allez vous dire? Triste sujet ! Plaignons l'auteur ! — Pardon, Messieurs, ce sont surtout les auditeurs qu'il faut plaindre. — Mais qu'est-ce qu'un nez, me dites-vous? Le front et les yeux sont le siège de la noblesse de l'homme, de son intelligence et de ses passions ; la bouche participe à leurs mouvemens pour exprimer ceux de l'âme : à la seule manière dont elle s'ouvre, souriante ou sérieuse, on pressent les paroles qui vont en sortir. Mais un nez! C'est de toutes les parties de la figure la moins mobile, la moins expressive, la plus insignifiante....

—Pardon, mon cher interlocuteur, ne parlez pas si dédaigneusement de ce qui tient tant de place (et quelle place! celle d'honneur!) au milieu de notre visage. C'est le nez qui donne à chaque tête son caractère propre. Vous seriez de mon avis, si vous aviez jeté les yeux sur une collection de dessins, tracés par le crayon de l'illustre Le Brun, jadis exposés dans la galerie d'Apollon, et qui dort aujourd'hui dans les cartons du Louvre. Là vous auriez vu la tête de l'homme mise en parallèle avec celle de la plupart des quadrupèdes, des bipèdes et des quadrumanes, et vous sauriez que c'est surtout par la forme de son nez, que le roi de la création s'éloigne ou se rapproche des autres types.

L'auteur des batailles d'Alexandre avait destiné ses dessins à compléter les démonstrations d'un traité spécial dont il entretenait l'Académie de peinture en 1671, et qu'il paraît avoir détruit dans la crainte d'offenser par d'involontaires rapprochemens, des personnes puissantes dont le nez et le caractère étaient également mal faits [1].

Nivelon, disciple de Le Brun, a suppléé au

[1] Dissertation sur un traité de Ch. Le Brun, concernant le rapport de la physionomie humaine avec celle des animaux.

manuscrit supprimé. Il a prétendu nous avoir transmis les idées de son maître. On l'accuse d'y avoir trop souvent substitué les siennes. Dans ses remarques sur une tête de Néron, Nivelon fait observer que le nez du tyran, terminé comme le bec d'un oiseau de proie, décèle son penchant à la rapine et à la cruauté. Une élévation considérable du front dénote, selon le même auteur, un très haut degré de courage quand ce signe est accompagné d'un renflement sensible vers le milieu du nez. Un héros, suivant l'élève de Le Brun, doit réunir à cette marque distinctive un front large, élevé... Si à ces traits honorables se trouvent substitués un front étroit, un nez trop élevé dans toute sa longueur pour être aquilin, la valeur de l'individu dégénère en audace. Un autre nez de mauvais augure est celui dont le rapport est sensible avec le bec du perroquet: il décèle un homme rempli de lui-même et babillard outré. Plaignez le possesseur d'un nez terminé en bec de corbeau : il doit, sans ressource, être sujet aux passions les plus condamnables .... [1]. Qu'un front arrondi soit continué par un nez qui en prolonge la courbe disgracieuse, et, selon que cette courbe sera plus ou moins proéminente, inclinée, ou verticale,

ouvrage enrichi de la gravure des dessins tracés pour la démonstration de ce système. 1 vol. in-folio, Paris, 1806. à la Chalcographie du Musée Napoléon, p. XII.

[1] Ibid. p. XI et XII.

vous aurez la ressemblance du bélier, du mouton, du cheval, de l'âne! Malheur à ceux dont le nez informe et monstrueux semble destiné moins à respirer le parfum des roses qu'à suivre à la piste celui des truffes! Les épithètes les plus cruelles frapperont ses oreilles dès le collége. Malheur à ceux dont le nez aplati, escorté d'une large bouche, rappelle la rampante et criarde batracienne! Trois fois malheur aux nez complètement effacés provoquant ces sobriquets de camus, de camusat, de camuset, de quinaud, de camaret, de camard, qui font couler les larmes de l'enfance, suivent l'homme durant le cours de sa vie entière et se transmettent de génération en génération jusqu'aux descendans les mieux pourvus de ce qui manquait à leurs pères! Les infortunés! combien il s'estimeraient heureux si leur nez un peu trop prolongé, mais fin et spirituel, rappelait seulement l'astuce du renard! De quel œil d'envie ils dévorent ceux de leurs semblables (si différens d'eux-mêmes) dont ils entendent dire tout bas: « cet homme a la noblesse et le profil de l'aigle; » ou ceux encore dont le vomer, par sa racine large, un peu carrée, d'accord avec la fermeté des contours inférieurs, révèle la force et le courage du lion!

Un nez! mais c'est le plus précieux des dons de la nature! Celui qui le perd voit tous les regards se détourner de lui: il devient un objet d'horreur plus encore que de pitié; il était sociable, il devient misanthrope. Il donnerait sa main droite pour recouvrer ce qu'il a perdu, et cependant il n'ignore pas que ce qu'il regrette ne saurait lui rendre les services de la main (le nez de l'éléphant est le seul qui jouisse d'un tel privilége). Dans son désespoir, le plus pauvre a recours aux métaux les plus précieux pour remplacer le nez qui lui manque! Vains sacrifices que ne compense, hélas! aucune illusion:

Rien n'est beau que le vrai; le vrai seul est aimable.

Le nez, un organe sans mouvement et sans expression! Ah! Madame, lorsque vous avez prononcé ces mots avec une petite moue dédaigneuse, ce ne sont pas seulement vos lèvres charmantes qui se sont contractées; votre nez a pris part à leur mouvement, légèrement, je l'avoue, mais assez pour contribuer à l'expression de votre pensée, et si vous ignorez qu'il peut exprimer le dédain, c'est que jamais, en vous regardant dans votre fidèle miroir, ce sentiment n'a dû se répandre sur votre physionomie: elle ne pouvait alors, sous peine d'ingratitude envers les auteurs de vos jours, exprimer qu'une douce et légitime satisfaction.—Voulez-vous un autre exemple, Madame? Rappelez-vous le jour où ce petit cousin que vous aimiez chastement comme un frère, cédant à l'entraînement d'une passion irrésistible, se précipita si subitement à vos pieds qu'il vous fallut quelques instants pour vous reconnaître, retirer votre main qu'il avait saisie et lui défendre de vous revoir.... Ce n'étaient pas seulement votre poitrine, votre bouche, vos yeux, qui trahissaient une vive agitation; croyez-vous qu'au milieu de tout cela votre nez demeurât seul étranger à ce qui passait? Non, Madame ; ses ailes d'un galbe si correct et si pur, convulsivement agitées, s'entrouvraient et se refermaient à demi par un mouvement alternatif et rapide, aussi fréquent que les battemens de votre cœur. Je n'étais pas là, Madame, rassurez-vous, je n'étais pas là ; mais j'en suis aussi sûr que si je l'avais vu, et vous en conviendriez avec sincérité si la seule pensée de cet aveu ne vous faisait rougir.... Un organe inerte! mais vous n'avez donc jamais pris garde, Madame, au nez du Roscius moderne ou de la moderne Hermione, gonflés de tant et de si diverses manières dans les accès de leurs amours, de leurs jalousies, de leurs fureurs et de leurs vengeances?

Quittons, si vous le voulez, ces situations extrêmes qui me donnent trop d'avantage. Examinons des nez au repos, suivons la gamme de leur tons et sachons les interpréter. L'un, grossier, rugueux, bourgeonné, rubicond ou (si vous aimez mieux cette expression) orné de nombreux rubis, trahit les habitudes d'un pontife trop assidu de Bacchus ; c'est ce qu'on appelle un *nez de Pompettes*[1]. L'autre, sec, effilé, aux cartilages comprimés, surmontant une bouche aux lèvres minces et pincées, n'est-il pas celui d'Harpagon? Un nez aquilin fièrement porté atteste l'élévation de l'âme. Cet autre, modérément étoffé, mais finement dessiné et légèrement relevé, auquel Roxelane a dû sa célébrité, révèle le goût de la bonne chère, de la délicatesse et des plaisirs des sens ; c'est ce qu'on nomme *un nez tourné à la friandise*. Dorat s'y connaissait, et le portrait qu'il a fait de Félime est achevé par ces vers :

> Voilà Félime ; il y faut joindre encore
> Un petit nez, mais un nez fait au tour,
> Nez retroussé comme le veut l'amour,
> Nez qui promet . . . .

Vous ne soupçonniez pas, Madame, qu'un nez pût exprimer tant de choses? Ce sont là cependant des vérités bien anciennes, et c'est seulement pour avoir su les ériger en système, en 4 vol. in 4°, sous le nom d'*Essais physiognomoniques*[2], que le savant, le profond, l'éloquent théologien de Zurich, Lavater est devenu un grand homme, à la fin du dernier siècle.

On ne sait pas assez le rôle que les nez ont

1 Vivent ces gros nez de Pompettes.
(*Parnasse des Muses.*)

2 Les 4 volumes ont été publiés de 1775 à 1778. Lavater est mort en 1801.

joué dans l'histoire et l'influence qu'ils ont eue sur les destinées des empires. Il y aurait sur les nez historiques une monographie tout entière à écrire. J'indiquerai seulement deux ou trois faits. — On cite un empereur d'Orient, c'était Justinien II, peu gracieux de sa nature, qui devint féroce lorsque son nez, coupé par l'ordre de Patrice Léonce, lui eut valu le sobriquet de rhinotmète (nez coupé). Remonté sur le trône, il se donnait la cruelle satisfaction de faire décapiter un de ses ennemis politiques chaque fois qu'il lui arrivait de porter la main sur la partie mutilée de son visage. — « Si le nez de Cléopâtre eût été plus court, » a dit le grave et judicieux Pascal, « Toute la face de la terre aurait été changée [1]. »

— « Pour mériter son cœur, pour plaire à ses beaux yeux,
J'ai fait la guerre aux rois, je l'aurais faite aux dieux ! »

disait de la duchesse de Longueville le duc de Larochefoucauld. Croyez-vous que l'auteur des Maximes eût risqué sa vie pour Madame de Longueville, si le nez de cette princesse eût été enlevé par une arquebusade au faubourg Saint-Antoine ou à la Bastille ? Mon Dieu ! non ; et presque tous les amans en sont là.

Le nez est susceptible d'une multitude de points de vues différens. Pour le physiologiste

[1] *Pensées*, art. 6, § 18.

et le médecin, c'est l'agent extérieur de la respiration. Pour Condillac, pour Buffon, c'est surtout le siége du sens de l'odorat, l'une des sources de nos sensations et de nos pensées. Brillat-Savarin y verra l'ami le plus utile aux hommes d'un *goût* délicat : pour lui, le nez est une sentinelle avancée, chargée par un Dieu bienfaisant d'avertir le gastronome de ce que son palais doit craindre ou désirer : un mécompte éprouvé par elle cesse presque aussitôt qu'il a commencé; il suffit pour cela que la sentinelle fasse un demi tour à droite ou à gauche, tandis que le mécompte ressenti par le goût serait suivi d'un déboire ou d'une amertume tenaces !

Pour une cantatrice, le nez est un des organes les plus essentiels à l'émission de la voix : déprimé et pincé dans sa partie supérieure, il produit nécessairement ce que l'on appelle avec raison des sons nazillards ; avec de pareils sons, nulle voix ne saurait trouver l'auditoire sympathique.

Dans l'action oratoire, le nez n'est pas moins nécessaire à un avocat que les autres parties de sa personne ; il est indispensable à l'accomplissement de ses mouvemens les plus persuasifs. Pour prendre les dieux à témoin, il lèvera vers le ciel sa main renversée ; il la posera sur son cœur dans un appel à la conscience de son adversaire. Arrive-t-il enfin à l'argument subtil sur lequel il a fondé l'espoir de sa cause?

il se penchera légérement vers ceux qui l'écoutent, il ralentira son débit, il modèrera l'éclat de sa voix pour commander une attention plus recueillie; mais toute cette mise en scène demeurera sans effet, s'il ne porte l'index de sa main droite devant le bout de son nez. Un instant de silence et d'immobilité dans cette attitude bien connue au Palais, fixe infailliblement sur le défenseur tous les regards de la Cour: chaque juge comprend que l'instant est venu de concentrer sur un certain point des débats toutes les forces de sa pénétration; peu s'en faut que l'aréopage ne se penche à son tour vers l'orateur pour diminuer la distance et ne pas perdre une seule des paroles qui vont répandre une lumière éclatante sur les obscurités de la cause. Et à mesure que l'argumentation devient plus pressante, que le débit reprend sa rapidité, le doigt de l'orateur revient plus fréquemment et plus vîte toucher le bout de son nez jusqu'à ce que, de là, se soit, pour ainsi dire, échappée l'étincelle électrique qui doit assurer son succès. Ce complément des moyens oratoires n'a point, que je sache, reçu de nom qui lui soit propre. Je proposerais de réparer cette injustice de la rhétorique en l'appelant *argumentum ad perspicacitatem*, s'il ne me semblait infiniment plus juste de l'appeler *argumentum ex naso*, un argument tiré du nez.

Telle est l'importance du nez de l'homme que,

chez les anciens comme chez les modernes, on l'a pris souvent pour l'homme tout entier et que, de sa forme, l'on a tiré toutes sortes d'inductions rendues proverbiales par la sagesse des nations.

Les Romains avaient, comme nous, bon nombre de surnoms et de sobriquets tirés de *nasus*, tels que *naso*, *nasidius*, *nasica*, etc., mais ils n'emportaient pas, en général, une signification dérisoire. La raison en est simple : chez eux le mot nez, *nasum* ou *nasus* était presque synonime de raillerie. *Nasutus* désignait au propre l'homme pourvu d'un grand nez, au figuré l'homme spirituellement moqueur. Pline appelle le style satirique *nasum stili* et Martial a dit : *nasum habere*, avoir du nez, pour : savoir railler. *Aliquem naso suspendere*, littéralement susprendre quelqu'un par le nez, est dans Horace l'équivalent de duper quelqu'un, et répond à peu près à notre expression : *laisser le bec dans l'eau* ; de même que : *bilem in nasum concire* (Plaute), faire monter la bile au nez, revient à notre locution : *faire monter la moutarde au nez*. Ce vers de Tartuffe :

> C'est un homme, entre nous, à *mener par le nez*,

n'est que la traduction de *nare trahi*, et désigne les gens qui se laissent mener sans résistance comme les chevaux *qui n'ont point de sang* et se laissent facilement conduire par le nez, ou, suivant d'autres auteurs, comme l'ours, le buffle, etc., auxquels on passe un anneau de fer à travers les narines pour les conduire où l'on veut. *Rire au nez* de quelqu'un, c'est se moquer de lui ; le *regarder sous le nez*, c'est vouloir le choquer ou le provoquer ; lui *donner sur le nez*, c'est le punir ou l'humilier ; lui *fermer la porte au nez*, c'est l'expulser honteusement. Un *nez à nazardes* est celui d'un homme qui ne sait pas se défendre et sert aux autres de risée ; *mettre son nez partout*, c'est vouloir se mêler des choses où l'on n'a que faire ; *se casser le nez*, c'est aboutir à un mécompte ; *donner du nez en terre*, c'est succomber où se laisser abattre ; *Jeter* quelque chose *au nez*, c'est le reprocher ; ainsi, dans *l'École des maris* (acte 1er, sc. 1re), Ariste répond à Sganarelle :

> C'est un étrange fait du soin que vous prenez
> A me venir toujours *jeter* mon âge *au nez*.

Du même mot on a tiré d'autres expressions proverbiales d'un sens bien connu, telles que : *saigner du nez, tirer les vers du nez*, *cela n'est pas pour votre nez, on vous passera devant le nez* [1] ou bien, au contraire : *cela vous pend au*

[1] Dans le *Georges Dandin* de Molière on trouve une grande partie de ces locutions proverbiales. Acte 1er, sc. 2e, *j'avais bon nez* ; même scène, Le mari aura *un pied de nez* avec sa jalousie, est-ce pas ? acte 2, sc. 1re, Je te *donnerai sur le nez* ; et sc 8, vous avez envie de me *tirer les vers du nez*.

nez. Marcher *le nez au vent*, c'est avoir la démarche d'un étourdi, d'un éventé. *Être bien camus, être quinaud, être enquinaudé,* autant de mots qui expriment le mécompte, l'embarras, la honte, la confusion. On sait que *quinaut* ou *quinaud*, dans notre vieux langage, était l'équivalent *de camus*. On dit d'un homme à courte vue *qu'il n'y voit pas plus loin que le bout de son nez*. *Avoir bon nez*, au contraire, c'est être pourvu de sagacité, prévoir les événements longtemps à l'avance. *Avoir le nez fin* emporte le même sens *qu'avoir bon nez*, mais suppose plus de ruse et de subtilité.

Le sourire ironique est un des mouvements de la partie inférieure du visage qui produisent le plus sensiblement la contraction des narines. Aussi les anciens disaient-ils *narem contrahere* (contracter son nez), pour se moquer ; à Rome, *homo emunctæ naris*, mot à mot un homme bien mouché, était un homme d'un esprit fin et délicat, et le *naris obesæ homo*, l'homme au nez lourd, un être stupide, un lourdaud.

On a cru pendant plus de cinq mille ans, que le nez n'était susceptible d'aucun progrès et que sa perte était irréparable. L'invention des lunettes au XIVe siècle et la découverte du tabac au XVIe ont fait reconnaître son aptitude à des usages inconnus jusque là et à des jouissances que l'on n'avait point soupçonnées précédemment. Enfin les disciples d'Esculape ont inventé au XIXe siècle la rhinoplastie, au moyen de laquelle un homme pourrait perdre son nez deux ou trois fois et le retrouver tout aussi souvent, grâce à des emprunts faits à la peau de son front et de ses deux joues. D'autres perfectionnements n'ont rien d'invraisemblable; ce serait donc une grande témérité d'affirmer que le nez a dit son dernier mot.

Un organe de cette importance ne pouvait manquer d'inspirer bien des écrivains, prosateurs et poètes. Je ne veux point parler des innombrables chansonnettes, pas même de celles si spirituelles de M. Auguste Giraud ou de notre confrère M. Mathieu; je me bornerai à citer parmi les ouvrages spéciaux sur la matière :

L'Éloge des gros nez, dans les Nouvelles imaginations de Bruscambille ;

L'Éloge des longs nez, de Peerdeklontius ;

Le Blason du nez, par Darles et Eustorg de Beaulieu ;

Le Nez en prose et en vers, par J.-P.-N. Du Commun ;

La Nazéïde, poëme de Bérenger de La Tour, publié en 1556 ;

Les petits et les grands nez, poëme en trois parties par Paul Hervin ; etc.

Cette simple énumération vous fait entrevoir que la *Bibliographie du nez* exigerait à elle seule toute une dissertation. Je me garderai, Messieurs, de l'entreprendre aujourd'hui ; ce serait abuser de votre patience, et votre inattention m'en punirait à bon droit. Or, l'inattention de son auditoire est, pour l'auteur le plus modeste et le plus philosophe, *un* véritable *pied de nez*.

CHARLES BATAILLARD.

PARIS — IMPRIMERIE FÉLIX MALTESTE ET Cie.
22, rue des Deux-Portes-Saint-Sauveur, 22.

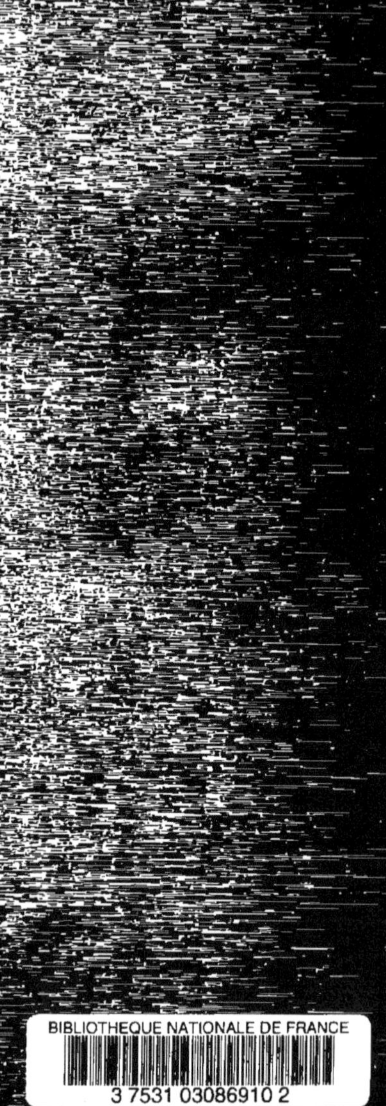

www.ingramcontent.com/pod-product-compliance
Ingram Content Group UK Ltd.
Pitfield, Milton Keynes, MK11 3LW, UK
UKHW021039200726
13857UKWH00005B/1822

9 782012 961579